ESSAI

SUR LES PLUS FRÉQUENTES

MALADIES DES DENTS,

Et les moyens propres

A LES PRÉVENIR ET A LES GUÉRIR,

Afin d'éviter autant que possible l'extraction;

Suivi de quelques énoncés de services,

Par J. B. O. GAUDELET,

Chirurgien-Dentiste, Grande Rue Saint-Antoine,

Compiègne.

Compiègne.

Typographie de LEVACHER, Imprimeur du Roi et des Tribunaux.

1842.

Dédié aux Mères de Famille.

ESSAI

SUR LES PLUS FRÉQUENTES

MALADIES DES DENTS,

Et les moyens propres

A LES PRÉVENIR ET A LES GUÉRIR,

Afin d'éviter autant que possible l'extraction;

Suivi de quelques énoncés de services,

Par J. B. O. GAUDELET,

Chirurgien-Dentiste, Grande Rue Saint-Antoine,

Compiègne.

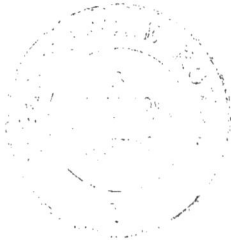

Compiègne.

Typographie de LEVACHER, Imprimeur du Roi et des Tribunaux.

1842.

AVIS PRÉLIMINAIRE.

Le sujet que je traite n'est pas nouveau ; plusieurs personnes m'ont devancé dans ce travail utile ; mais les livres qui en traitent sont trop étendus ou trop resserrés. J'ai consulté des hommes et des livres pour étayer mon expérience. La vue des personnes qui souffraient m'a engagé à chercher si je ne pouvais rien ajouter aux remèdes indiqués pour guérir ou affaiblir les maux cruels qui nous affligent ; peut-être ai-je trouvé quelques remèdes pour les guérir et quelques moyens pour les prévenir. J'ai voulu fixer l'attention sur un objet qui intéresse la santé plus que l'on ne pense, et garantir les parents d'une insouciance trop générale et quelquefois funeste sur les soins à prendre relativement aux dents de leurs enfants.

On sentira les avantages de ces petits soins auxquels on doit s'accoutumer dès l'enfance. Si je parviens à réveiller l'attention des pères et des mères sur la dentition de leurs enfants, j'aurai lieu de m'applaudir et de croire avoir été utile à mes concitoyens.

C'est surtout pour les dames que j'ai travaillé ; j'ai voulu leur conserver un de leurs ornements, celui qui donne tant de grâces à leur sourire, à leurs discours, et fournit à leur voix des modulations si variées et une expression si rapide et si facile à saisir. Je promets au lecteur de la simplicité dans le style, de la clarté dans les idées, du zèle dans la recherche des remèdes à ses maux.

QUELQUES CONSIDÉRATIONS

SUR

L'ART

DU

Chirurgien-Dentiste,

Suivi de plusieurs Avis qu'il convient de donner sur les Dents aux différentes époques de la vie.

———————◦———————

Parmi les brochures publiées si fréquemment sur l'art du chirurgien dentiste, aucune n'a encore développé convenablement les moyens propres à la conservation des dents; aucune n'a indiqué les remèdes qu'exige cette partie essentielle de la médecine, ni décrit les difformités qui résultent d'un arrangement vicieux, ou de la perte des dents. Ces brochures ne sont point écrites avec la simplicité nécessaire pour les mettre à la portée de tous, et surtout de ceux qui n'osent consulter ou faire toucher à la bouche de leurs enfants, sous le prétexte qu'il n'est aucun moyen meilleur que le temps. C'est une grande erreur dans laquelle tombent bien des personnes, et qu'il importe de détruire. Je suis loin de tourmenter, par des soins réitérés, la bouche des enfants avant l'âge de 8 à 9 ans; mais à cet âge, il est bon de faire voir au dentiste si les dents de seconde dentition sortent bien et dans une bonne direction. Il arrive bien souvent qu'à la suite de la chute trop tardive des dents de lait, ces secondes dents, qui nous restent pour la vie, prennent une mauvaise direction, ce qui est pour l'enfant une gêne continuelle et une difformité quelquefois si grande qu'il en devient laid, et que cet arrangement irrégulier le gêne beaucoup pour la prononciation; telles sont souvent les conséquences de la négligence des parents. Dans le cours de cet ouvrage, je consacrerai un chapitre spécial aux soins qu'il convient de donner aux enfants à l'époque où commence la seconde dentition.

DESCRIPTION GÉNÉRALE DES DENTS.

Les dents sont les os les plus durs et les plus compacts du corps humain ; leur usage leur a donné la solidité nécessaire, la nature les ayant destinées à couper, broyer, briser les aliments. On a remarqué qu'elles donnaient à la voix un son mieux articulé et plus fort.

Ce qu'on doit principalement considérer dans les dents, c'est leur texture, leur nombre, leur figure, leur ordre et leur arrangement. Nous distinguons dans les dents trois parties. L'une est le corps de la dent : c'est la partie qui se trouve hors des gencives, on l'appelle *Couronne*. La seconde est la partie moyenne : c'est l'espace couvert par la gencive et qu'on nomme *Collet* ou *Col*. La troisième est la racine ; elle est tout entière renfermée dans l'*Alvéole*. Nous trouvons aussi dans les dents trois substances différentes. La première couvre le corps de la couronne ; elle est mince, mais elle devient par degrés plus épaisse et si dure, que l'instrument le plus tranchant ne peut y faire d'impression ; sa couleur est celle d'un blanc perle qui est presque particulier aux dents : cette substance se nomme l'*Émail*. Il se forme dans l'Alvéole ; lorsque la dent paraît au dehors, il devient plus dur et plus beau jusqu'à l'âge de vingt ans ; passé ce temps, il commence à s'affaiblir par l'usage continuel. Il est aussi sujet au dépérissement ; car l'on rencontre souvent des personnes d'un âge moyen qui n'ont plus d'émail sur leurs dents : il est assez rare de voir les vieillards le conserver. Ce qui avance aussi la perte de l'émail, ce sont souvent les acides employés dans les liqueurs et poudres dentifrices ; mais plus particulièrement dans ces dernières. Je citerai ce que M. le docteur Regnard, chirurgien dentiste, de Paris, a si bien rapporté dans le journal *Hygie Gazette de Santé*, sur la cure des dents.

« Le traitement préservatif consiste, dit-il, 1º à éviter de porter sur les dents un acide assez concentré pour opérer la décomposition de la dent et de l'émail ; 2º à en prévenir le développement spontané dans la bouche. M. D***, se nettoyait les dents depuis plusieurs années avec la poudre de Charlard, poudre très-chargée de matières acides. Par l'usage de ce cosmétique, les dents se carièrent toutes au collet, tant à la mâchoire supérieure qu'à la mâchoire inférieure. Soupçonnant, par le mode particulier du développement, que ces caries provenaient d'un dentifrice de cette nature, je lui en parlai et je désignai la poudre de Charlard : il en convint et en cessa l'usage ; et les caries, qui n'étaient encore que superficielles, s'arrêtèrent complètement. Pour prévenir le développement spontané d'un acide dans la bouche, rappelons que cet acide se forme sous deux influences : 1º sous celle d'un état inflammatoire des voies digestives, 2º sous celle de la décomposition des substances alimentaires ou des fluides de la bouche en contact immédiat avec les dents. Maintenez donc le tube digestif dans son état normal, aucun acide ne prédominera dans les humeurs buccales, et les dents se conserveront saines. Employez donc les poudres composées avec des substances absorbantes et pulvérisées le plus qu'il est possible, afin d'éviter dans ces poudres les petits graviers que l'on y rencontre souvent, et qui par l'usage continuel de ces spécifiques finiraient toujours par endommager les dents. »

Voilà à peu près le résumé de l'article inséré par M. le docteur Regnard. Ce conseil ne saurait être trop suivi pour éviter la perte de l'émail, qui, à sa chute, occasionne aussi des douleurs très-violentes par le chaud ou le froid. Cette perte est irréparable, car l'émail de la dent n'a point de nutrition comme l'ont assuré plusieurs chirurgiens, un entr'autres, nommé Monro, qui prétendait qu'en injectant les vaisseaux des dents il les colorait à son gré ; mais il fut prouvé que l'émail n'avait point de vaisseaux, et que nulle injection ne pouvait le teindre. La seconde substance que l'on observe dans les dents est moins compacte que celle de l'émail ; elle est par conséquent moins dure et d'une couleur moins blanche ; elle est de la même nature que les os humains, mais plus dure : c'est celle que recouvre l'émail dans la couronne. La troisième forme la partie interne de la dent, on l'appelle *Bulbe*, elle est molle : c'est de cet endroit que viennent les douleurs des dents lorsque la carie y est parvenue. Le nerf qu'elle renferme se trouvant à découvert, nous sommes alors tourmentés par des douleurs inexprimables.

De dix-huit à vingt ans, nous avons généralement vingt-huit dents, quatorze à chaque machoire. A vingt ans, quelquefois avant cet âge, paraissent les quatre dents qu'on appelle dents de sagesse (ce temps n'est point donné comme maximum) ; alors la dentition se trouve complète : toutes les dents qui excèdent le nombre de trente-deux doivent être considérées comme surnuméraires.

Les dents sont ordinairement divisées en trois classes : les incisives, ou les dents destinées à couper ; les canines, vulgairement appelées œillères, et les molaires, destinées à broyer les aliments.

MAUX DE DENTS.

CAUSES ET MOYENS D'Y REMÉDIER.

Les dents sont sujettes à une grande variété de maladies ; je crois donc devoir donner à cet égard les conseils propres à y remédier. Les causes de ces maladies sont internes ou externes.

Les causes générales internes naissent des sucs de la dent, gâtés par le scorbut, les scrophules, l'infection vénérienne, et en général par toutes les dispositions qui corrompent les humeurs du corps. On observe, par exemple, que les femmes sont, durant le temps de leur grossesse, plus sujettes aux maux de dents et aux fluxions que dans toute autre circonstance. La cause en est peut-être dans la sympathie particulière des nerfs, si l'on peut employer ce terme. Les causes externes sont en plus grand nombre ; les plus générales sont l'usage des aliments trop chauds ou trop froids, et les diverses impressions de l'air ; tous les chocs donnés aux dents, de telle manière, qu'ils affectent les nerfs ; les vapeurs qui s'élèvent de l'estomac et des poumons et qui laissent une matière gluante, nuisible et désagréable sur les dents ; des particules d'aliments qui s'attachent entre les dents et s'y putréfient ; l'usage de se tenir la tête trop couverte ; les remèdes mal appropriés et dont on fait usage pour se nettoyer les dents ; les caustiques employés pour affaiblir les douleurs, tels que la Créosote qui s'emploie bien souvent pour les calmer. Lorsque ce caustique n'est pas appliqué avec soin, il peut détruire toutes les dents qu'il touche : remède fatal qui prouve de quelle importance il est de n'en jamais faire usage que sous la direction d'un homme expérimenté. Le sucre est, lorsqu'on en use immodérément, encore un ennemi des dents ; mais, de leurs destructeurs, le plus sûr et le plus actif, c'est le mercure. Toutes les exhalaisons minérales sont très-pernicieuses, et nous le voyons par une expérience journalière chez les personnes qui travaillent le vif argent, dans les mines de plomb ou de cuivre, et dans un grand nombre d'opérations semblables ; la négligence qu'elles apportent à tenir leur bouche propre, occasionne très-sûrement une partie de leurs maux de dents : les dents exigeant de la propreté, les gencives en demandent comme elles.

Pour se convaincre de cette dernière assertion, il ne faut que suivre tout le progrès du mal dans les personnes qui ne peuvent manger que d'un côté, à cause de la douleur qu'elles éprouvent de l'autre : on verra que le mal va toujours en augmentant. Les dents inactives se chargent d'une substance pierreuse, jaunâtre, autrement dite tartre, qui ronge et consume la gencive, et donne une odeur fétide et insupportable à ceux qui en sont atteints. Les exemples frappent ordinairement beaucoup plus que le raisonnement, et nous pensons que le fait suivant, tiré de l'article de M. Fournier, inséré dans le *Dictionnaire des Sciences Médicales*, prouvera que souvent, par notre faute, nous conservons une bouche mal saine et des dents hideuses ; et que la plus simple opération, qui ne fait pas même éprouver la moindre douleur, lorsqu'elle est pratiquée avec attention par une main exercée et légère, pourrait nous procurer des dents dont la blancheur et l'éclat ne laisseraient rien à désirer.

« J'ai vu, dit-il, l'exemple d'une dame jeune et jolie, qui, en sor-
» tant de l'enfance, suivit ses parents dans un lieu de détention, où
» elle fut privée des moyens de consulter un dentiste. Le tartre cou-
» vrit tellement ses dents, qu'elles disparurent entièrement. A quinze
» ans, rentrée dans le monde, on crut qu'elle avait toutes les dents
» gâtées ; elles étaient d'une couleur repoussante et qui contrastait
» avec cette figure parfaitement belle, et qui était d'une blancheur
» éclatante.

» Cette jeune personne qui avait longtemps gémi de cette infir-
» mité, et qui évitait la société, tant elle était honteuse d'y montrer
» une bouche dégoûtante, éprouva vers l'âge de vingt ans une douleur
» fort vive à l'une de ses dents ; elle appela un dentiste afin qu'il lui

» en fit l'extraction. Le dentiste, en faisant des recherches pour s'as-
» surer de la maladie de la dent, s'aperçut que toutes étaient envahies
» par le tartre. Il entreprit d'en extraire cette dégoûtante concrétion,
» et réussit dans son dessein. Chaque dent à laquelle il enlevait la
» noire écaille redevenait d'une blancheur éclatante, et semblait re-
» naître sous la main de cet enchanteur, qui bientôt substitua vingt-
» huit perles brillantes du plus bel éclat, à la hideuse enveloppe qui
» pendant longtemps avait flétri des lèvres de rose et souillé la plus
» jolie bouche de femme. »

On crut donc qu'elle avait toutes les dents gâtées; était-ce donc une
raison suffisante pour abandonner la nature à elle-même? Parce que le
mal existait! Eh, n'est-ce pas lorsqu'on craint la maladie, n'est-ce pas
lorsque l'on prouve son existence, qu'il faut, avec plus d'empres-
sement encore, chercher les moyens propres à en arrêter les effets? On
obtiendra souvent de semblables résultats en suivant les conseils de
l'homme instruit, qu'il faut bien distinguer du charlatan.

D'autres causes se joignent à celle du tartre : bientôt les gencives se
remplissent d'un sang épais qui les rend noirâtres et livides; le mal s'é-
tend sur les parties saines, le scorbut attaque la bouche entière, les
dents se carient et se coupent entre la gencive et le collet, il s'y forme
une carie scorbutique qui attaque toutes les dents à la fois et dont les
progrès sont très-rapides.

Il faut autant que possible tenir les dents propres : les chirurgiens-
dentistes ont toujours recommandé ce soin, mais ils l'ont chargé de
tant de précautions minutieuses et de tant de mystères, qu'ils ont plutôt
fait craindre cette opération que prouvé sa nécessité. De quelque manière que cette opération soit faite, elle n'est suivie d'aucun danger
pourvu que l'on ne fasse pas usage de drogues nuisibles.

Je ne donnerai pas à mon lecteur une liste des diverses maladies qui
affectent les dents; je me bornerai seulement à celles que l'on doit
craindre davantage et à celles qui sont les plus communes.

III.

SECONDE DENTITION.

Ayant apporté aux soins que réclament les enfants, à l'époque de la
seconde dentition, une attention scrupuleuse, je dois consacrer un chapitre à cette partie essentielle de la science du chirurgien-dentiste.

A cette époque un chirurgien-dentiste qui suivrait avec attention
les progrès de cette nouvelle dentition serait d'une grande utilité, mais
il doit être bien prudent ; car une maladresse commise ne serait plus
réparable. Ce n'est que de 7 à 8 ans que les parents doivent consulter
un homme expérimenté, pour qu'il puisse apporter les soins que réclame
cet âge. Il doit bien faire attention et bien raisonner sur ce qu'il doit
faire avant d'opérer sur une dent de lait, qui, par sa chute tardive,

donnerait à la dent de seconde dentition une mauvaise direction ; et si l'enfant lui est présenté assez à temps, il peut très-bien éviter toutes les déviations qui pourraient survenir. L'art venant au secours de la nature, conseillera l'extraction des dents de lait dont les racines n'auraient pas été détruites en temps convenable, afin que les dents de sept ans puissent sortir dans la place qu'elles doivent occuper ; sans cela elles sortiraient en avant ou en arrière des dents de lait, ce qui formerait une double rangée. Si les soins du dentiste ne sont pas inutiles pour les enfants dont la seconde dentition peut s'opérer par les seules forces de la nature, combien ne sont-ils pas précieux pour ceux chez lesquels la dentition, privée de soins, s'exécute difficilement et avec irrégularité. Les enfants présentent, faute de ces soins, des difformités infinies auxquelles il n'est pas possible de remédier sans le secours de l'art. Il en est de même de toutes les causes qui rendent irrégulier le placement des secondes dents ; par de simples conseils, ou par une légère opération, le dentiste pourra rétablir l'ordre. Si les soins sont réclamés assez à temps pour qu'ils puissent être efficaces, il s'opposera à la naissance du mal qu'il est bon toujours de savoir prévenir, malgré la certitude que l'on a de pouvoir y remédier. Jusqu'à l'âge de seize ans, il est facile de donner à la bouche qui offre le plus d'irrégularité l'ordre nanaturel. J'ai conservé des modèles de bouches dont les dents, n'ayant pu se placer convenablement, à cause du peu d'étendue de la mâchoire supérieure, s'étaient logées de manière à former une double rangée et étaient presque toutes déviées : j'ai eu le bonheur de rendre à ces bouches l'organisation la plus régulière ; j'ai mis du temps, afin de ne point fatiguer, j'ai dû commencer par desserrer les dents de devant à l'aide de ligatures, afin de faire place à celles qui se trouvaient en arrière. Les dents une fois revenues, j'ai ôté les ligatures et j'ai employé le nouveau procédé dont je suis l'inventeur. Ce procédé opère, par un mouvement très-lent, et ne fatigue points les dents ni les gencives comme le ferait un plan incliné élevé de plaques, qu'il n'est souvent pas possible de garder une heure entière, au lieu que mon appareil, qui est d'un très-petit volume, peut à peine se sentir dans la bouche. Je l'ai employé à l'institution des jeunes orphelines de Saint-Vincent de Paul, dont j'étais le dentiste. Ce procédé m'ayant si bien réussi, j'ai dû en continuer l'usage pour les dents qui se présentent de côté, et qui, par leur faiblesse, ne peuvent supporter la luxation. L'emploi de ce nouveau procédé mécanique remet la dent déviée dans sa position naturelle ; il n'offre point tous les inconvénients du plan incliné qui toujours occasionne une très-grande irritation aux gencives et un ébranlement général des dents, dont les résultats sont souvent très-graves. J'ai donné mes soins à la bouche d'un enfant de treize ans, qui avait six dents supérieures dans un état tel, que différents dentistes, de Londres et de Paris refusèrent à entreprendre l'opération ; donnant pour raison qu'ils avaient été appelés trop tard et qu'il n'y avait plus de remèdes. Ayant appris ce refus, je témoignai le désir de voir l'enfant ; le lendemain il me fut présenté, et, après un examen, il fut confié à mes soins : en un mois la bouche de l'enfant offrait la plus belle régularité.

Ces légères exquisses que je viens de donner à la hâte prouveront toujours combien il est urgent de surveiller les commencements de la seconde dentition. Que la tendresse maternelle ne s'alarme point de la consultation du dentiste, qui n'est nullement effrayante. J'ai toujours remarqué qu'avec les enfants il faut aller petit-à-petit. Ils s'encouragent et finissent par ne plus s'effrayer lorsqu'il faut leur retirer une dent de lait, car ils voient combien cette opération est facile et peu douloureuse,

IV.

DES MAUX DE DENTS.

SOINS QU'IL CONVIENT D'Y APPORTER AFIN D'ÉVITER AUTANT QUE POSSIBLE L'EXTRACTION.

L'Odontalgie, ou mal de dents, n'a pas toujours la carie pour seule cause.

Une cause assez commune des maux de dents, c'est le passage subit et imprudent d'un endroit chaud à un endroit froid et humide. Il se fait un refoulement de la transpiration vers telle ou telle partie, selon la disposition du corps, ou par des circonstances momentanées. Il en résulte une matière sur les membranes alvéolaires, sur les gencives ou la partie interne de la joue, c'est ce qui amène la fluxion ; il faut donc y apporter de suite remède. S'il y a dans la bouche une dent cariée, il est bien rare, que nous ne soyons point en proie à de violentes douleurs ; alors on croit qu'il n'y a plus qu'à faire retirer la dent, c'est une grande erreur : il faut avant d'en venir à cette opération essayer d'autres moyens, et il en est une quantité infinie par lesquels on peut très-bien retirer la douleur et détruire pour toujours le mal. Un dentiste qui exerce avec science ne doit jamais retirer à la première douleur une dent ; c'est peu prouver son mérite et son savoir : il doit autant que possible conserver les dents et éviter l'extraction. Venez à ce moyen lorsque des maladies d'alvéoles, des abcès, des inflammations des gencives et des membranes alvéolo-dentaires menacent; alors l'extraction est urgente, mais ne sacrifions point nos dents parce que nous en avons ressenti quelques douleurs. Dans ma clientelle je retire peu de dents, j'emploie les cautères actuels, la cautérisation des nerfs dentaires, etc., ces moyens sont infaillibles et m'ont toujours réussi. Lorsque le mal n'a pu être combattu et que j'ai remarqué que les racines des dents malades se trouvaient peu cariées, j'ai encore préféré couper la dent à l'extraire. Cette opération, je l'ai toujours employée chez les femmes enceintes qui ne pouvaient supporter une extraction sans encourir un risque qui pourrait devenir dangereux. Elle est aussi préférable, car par ce moyen les gencives et les joues ne s'affaissent point et toujours laissent à la figure plus d'embonpoint. Gardez-vous donc de vous confier aux soins d'un dentiste qui n'a point cette prudence, et qui préfère enlever les dents plutôt que de les conserver (1). Je pourrais encore donner un exemple : — une jeune dame de Calais, ayant eu le malheur de perdre plusieurs de ses dents et manquant des secours utiles à leur conservation, se fit retirer, chaque fois qu'elle éprouvait des douleurs, la dent qui les occasionnait : elle vint me consulter à Boulogne sur de nouvelles douleurs qu'elle éprouvait et qui depuis plus de 15 jours la privaient de sommeil ; ces douleurs venaient d'une dent canine ; la retirer n'était point difficile, mais elle eut été défigurée. Je lui proposai sa guérison complète, elle se livra avec confiance à mes soins et je pus assurer sa parfaite guérison. Ce n'est point l'intérêt du dentiste d'employer ces moyens, parce qu'il est rare qu'à la chûte d'une de ces dents les personnes ne la fassent pas remplacer par une artificielle ; mais mon intérêt est mieux calculé : je tiens à bien exercer mon art, afin de toujours mériter la confiance et la bienveillance qui, je l'espère, me seront toujours acquises tant par ma prudence que par les soins que j'ai toujours donnés dans l'exercice de mon état.

V.

DES MALADIES CAUSÉES PAR LA SORTIE DES DENTS DE SAGESSE.

La sortie de ces dents, qui commence à s'opérer vers la dix-huitième année, est souvent la cause de bien grandes douleurs ; chez les personnes délicates la sortie de ces dents s'opère plus facilement que chez celles d'une constitution forte. Les gencives se trouvant resserrées par les dents de la mâchoire supérieure, l'inflammation et l'engorgement les tendent, et par ce moyen ayant plus de difficulté à sortir, les dents nous causent généralement des douleurs très-vives. Il en est de même chez certaines personnes dont le bord alvéolaire a trop peu d'étendue pour les recevoir. Dans ces cas il est rare qu'il ne s'y déclare pas des maladies inflammatoires, ce qui nous cause encore de vives douleurs et nécessite souvent des incisions réitérées à cette partie des gencives et même quelquefois pour remédier aux nombreuses affections, l'extraction est utile. Nous remarquons deux maladies principales : celle de la membrane d'où naît la suppuration, et l'autre de la gencive. Les accidents qui arrivent à la sortie de ces dents sont quelquefois fâcheux lorsqu'on n'y apporte pas le traitement nécessaire, qui est premièrement de diviser la gencive tendue avec un instrument tranchant afin de lui retirer cette tension ; pour éviter le rapprochement

---

(1) L'extraction d'une dent, en général, est une opération simple et facile que tout le monde peut pratiquer ; mais elle n'est pas toujours exempte d'accidents très-graves : tels que les hémorrhagies, qui peuvent devenir mortelles, particulièrement chez les scorbutiques ; les fractures d'une portion de l'arcade dentaire ; l'enfoncement du sinus maxillaire et la luxation de la mâchoire. Quelques personnes restent évanouies pendant plus ou moins de temps ; d'autres éprouvent un dérangement complet dans l'économie, des convulsions, des abcès, de l'épilepsie, de la fièvre, etc., etc. ; aussi doit-on éviter le plus possible de faire l'extraction des dents.

des chairs la cautérisation est utile, sans cela l'opération n'aurait aucun effet. Une fois cette opération terminée, il faut faire usage des gargarismes émolliens. Nous avons encore remarqué qu'il existait une si grande inflammation qu'il était difficile d'ouvrir la bouche; dans ce cas les cataplasmes appliqués à l'angle de la mâchoire sont d'un bon effet. Ces maladies ne sont point difficiles à reconnaître et demandent de prompts secours pour éviter les dangers qui pourraient survenir. A Bristol (Angleterre), une jeune dame qui, depuis un an environ, souffrait de douleurs infinies à la mâchoire, fut traitée pour un rhumatisme, et diverses méthodes curatives furent mises en usage; on employa le traitement antiphlogistique : diète, cataplasmes, sangsues, bains et boissons adoucissantes furent inutilement mis en œuvre; on recourut ensuite aux frictions alcalines opiacées, vésicatoires, séton à la nuque, et à une foule d'autres remèdes qui furent essayés sans plus d'avantage; cette dame, d'après une consultation de plusieurs médecins, fut envoyée aux Eaux.

De retour et toujours en proie à de cruelles douleurs, elle vint me consulter, sans espérance comme elle me l'a dit depuis, de trouver un soulagement auquel elle semblait avoir renoncé depuis longtemps; son état s'aggravait de jour en jour. Quand je la vis, la face était pâle et tirée, la maigreur du corps était extrême, car depuis près d'un an elle dormait à peine. Les dents examinées avec soin, étaient saines, blanches et bien rangées; les gencives, dans toute leur étendue, étaient d'un rose pâle; rien n'annonçait la sortie d'une dent de sagesse, cependant je dirigeai mes recherches dans ce sens : à cet effet je pratiquai une incision profonde sur la gencive, au moyen d'un bistouri recourbé, derrière la deuxième grosse molaire, je sondai et rencontrai un corps dur et lisse; je ne tardai pas à être convaincu qu'il existait une dent dirigée obliquement, dont la couronne, appuyée sur la molaire voisine, se trouvait arrêtée par cette dernière : je retirai la deuxième molaire pour favoriser la pousse de la dent de sagesse; les souffrances disparurent, et cette personne jouit en ce moment de la plus parfaite santé.

Pour bien comprendre tous ces désordres, il est essentiel de faire remarquer que lorsqu'une dent paraît sur le bord gencival, la racine n'a point encore acquis toute l'étendue qu'elle doit avoir un jour; la partie qui termine cette racine est encore pulpeuse et ne s'allonge que peu à peu.

En un mot, elles croissent de l'intérieur à l'extérieur, d'où il suit que si la couronne d'une dent qui pousse trouve un obstacle assez puissant pour l'arrêter dans son évolution, la racine s'allongeant toujours par le travail de l'ossification, doit nécessairement déterminer une pression vers son extrémité inférieure, en occupant une place qui ne lui est pas ménagée par la nature, et comprimer les nerfs et autres parties sensibles qui entrent dans la composition de la pulpe dentaire.

Cela posé, on conçoit aisément les accidents nerveux que peut occasionner une dent de sagesse qui se trouve quelquefois enclavée en partie dans la base de l'apophyse coronoïde, ou bien simplement arrêtée par un bourrelet épais de la gencive, à travers lequel elle ne peut se faire jour en s'y dirigeant obliquement en avant, et venant alors toucher contre la molaire voisine, ainsi que cela a eu lieu dans l'observation que je viens de rapporter.

La pousse de ces dents est en but à de bien grands accidents ; je ne saurais trop recommander d'y apporter la plus grande surveillance, et de ne point se confier aux soins d'hommes qui n'y entendent rien, et qui, au lieu de prévenir le mal, l'empirent par leur audacieuse ignorance ; car aujourd'hui il est tant de ces individus qui envahissent l'art du dentiste, qui se permettent de l'exercer sans diplômes, et d'autres qui, après quelques mois d'études, vont à Paris où la faculté les inscrit sur ses registres après de simples examens auxquels un enfant répondrait sans difficultés, qu'on est fondé à déclarer qu'on n'apporte pas assez de sévérité en cette circonstance, ce qui fait que nous voyons journellement arriver des accidents si graves qu'il n'est plus possible d'y apporter remède.

VI.

MALADIES DES GENCIVES ET DANGERS OCCASIONNÉS PAR LE TARTRE SUR LES DENTS.

Lorsque les gencives sont affectées, elles perdent ordinairement leur couleur, leur fermeté, et par conséquent leur adhésion au collet des dents ; elles paraissent successivement pâles, mollasses, relâchées, raboteuses, corrodées, enflammées et ridées. La lividité des gencives provient de quelque défaut dans la circulation du sang dans ces parties.

Pour remédier autant qu'il est possible à une maladie aussi fâcheuse, il sera convenable de les frotter soigneusement, et surtout le matin, de les scarifier même pour les dégorger du sang ou des humeurs qui en obstruent les vaisseaux, et d'y exciter la circulation. Si après qu'on a usé de ces moyens le mal demeure le même, il devient nécessaire de consulter le médecin, parce que la source en est peut-être dans la constitution même du malade.

Les gencives deviennent souvent si épaisses qu'elles ressemblent à une pelotte gonflée, et en communiquant leur enflure aux lèvres elles défigurent d'une manière hideuse.

Cette maladie peut être causée par le tartre sur les dents, ou par une pléthore locale. Si le mal procède de la première cause, on doit faire enlever le tartre, scarifier les gencives, prendre des antiscorbutiques et des médecines astringentes propres à éloigner la source du mal.

Mais si l'enflure procède de pléthore, ce qui se connaît avec facilité, la méthode la plus sûre est de prendre des évacuans pour enlever les humeurs viciées et diminuer l'épaisseur des gencives, surtout dans les parties situées entre les dents où l'enflure se manifeste davantage ; il faut ensuite se servir des astringents les plus propres à empêcher le retour de la maladie ; enfin, le malade vivra dans un régime approprié à son état, et se soumettra à toutes les ablutions qui lui sont nécessaires. Une enflure, ou plutôt une tumeur de la grosseur d'un grain de genièvre, se forme quelquefois sur les gencives ; elle est plus désagréable à la vue que dangereuse, mais il est nécessaire de la faire couper aussitôt qu'il est possible. Ces excroissances sur les gencives naissent des causes semblables à celles qui les font enfler elles-mêmes. Si c'est d'une cause externe, l'effet cessera lorsqu'on aura éloigné la source d'où il provient ; mais si elle est interne, toute application extérieure ne produira aucun effet, ou ne sera qu'un palliatif. Quelquefois ces excroissances deviennent plus considérables. Lorsqu'elles commencent, elles ne sont jamais dangereuses ; mais si elles sont négligées, la dent voisine devient branlante, et bientôt elle tombe. On peut employer des remèdes absorbants dans le commencement du mal ; mais lorsque l'excroissance est arrivée à une certaine grosseur, elle ne peut être détruite que par le fer ; il faut soigneusement couper cette partie surabondante des gencives, ou la détruire par d'autres moyens. On cautérise avec le fer mince les gencives tuméfiées, on les frotte ensuite avec du miel rosat, et on les lave avec du vin miellé.

Les excroissances dans les gencives sont appelées *épulies ;* elles grossissent quelquefois au point d'empêcher le malade de manger et de parler ; elles se reproduisent lorsqu'on n'en a pas détruit la cause, et cette cause est assez souvent la carie de la dent qui touche la gencive, ou celle de la maxillaire : plus souvent cette dernière.

L'amputation des *épulies* peut être accompagnée d'une forte hémorragie : il suffit d'en être prévenu pour qu'on puisse facilement l'arrêter.

Lorsque la carie des dents cause l'épulie, il faut les extraire ; en vain on couperait l'excroissance, elle se reproduirait. — A Paris, rue de Buffault, n° 9, Mᵐᵉ P. V., vint me consulter sur une épulie cartilagineuse du côté gauche de la mâchoire supérieure, qui depuis un an avait été négligée : elle était devenue d'un si fort volume que l'œil en était couvert ; des douleurs névralgiques inexprimables la forcèrent à de nouvelles consultations. J'examinai avec attention, et bientôt je pus assurer la guérison. Elle se livra à mon traitement, que je fis ainsi : après l'examen de l'épulie, je remarquai que le cartilage pouvait être incisé : je pratiquai donc une incision transversale d'un pouce environ au-dessus des petites dents molaires, afin d'en retirer toute la matière que l'immense cavité devait contenir. A l'aide d'une cautérisation j'entretins l'ouverture afin d'y faire les injections prescrites ; la membrane cartilagineuse ne tarda pas à s'affaisser à un tel point que l'œil en fut entièrement découvert.

Lorsque j'ai pu voir l'intérieur de la bouche, je me suis hâté de retirer la première petite dent molaire pour me donner une ouverture dans le sinus, d'où j'ai continué les injections jusqu'à parfaite guérison de la carie de l'os maxillaire qui était survenue par la négligence que cette dame avait mise à consulter assez à temps. Je fus donc doublement heureux en voyant, après deux mois de soins, une guérison complète et la figure qui avait repris sa régularité et son embonpoint.

Les gencives sont quelquefois raboteuses, comme si l'on avait répandu sur elles de petits grains semblables à des grains de millet, ou qu'on les eut incisées sous la peau. Ces petites tumeurs sont dures et difformes; quelquefois elles viennent à suppuration et rendent les gencives douloureuses. On peut prévenir cette suppuration en appliquant sur les gencives de forts résolutifs, après lesquels on fait usage de détersifs ; et l'on vient par degrés aux astringents.

Les enfants qui mangent trop de sucreries ont ordinairement les gencives corrodées. Les confiseurs et les chimistes sont sujets à cette maladie, parce que les particules salines et corrosives qui s'élèvent du sucre et des minéraux affectent cette partie de leur bouche. Ce mal ne doit point être négligé ; mais avant tout il faut en éloigner la cause ; on doit administrer ensuite des astringents, que des médecines adoucissantes peuvent suivre pour purifier la masse du sang. Il est nécessaire de s'abstenir alors d'aliments trop salés, de ceux où il y a des épices, ou qui sont trop assaisonnés, enfin de tout ce qui peut rendre le sang acide ou âcre.

Il est évident par tout ce que nous venons de dire, que les gencives peuvent être affectées de tumeurs cancéreuses : dès que celles-ci paraissent se former, elles doivent être toujours extirpées sans retard. Une telle maladie peut être considérée comme une affection locale dont la cause est dans quelqu'une des parties glanduleuses ou vasculeuses. Cette partie est-elle viciée, et s'y joint-il une habitude interne et prédominante, cette maladie devient grave ; on n'en doit entreprendre la cure qu'après une considération sérieuse de tout ce qui l'a précédée, de tout ce qui peut la suivre : la précipitation peut avoir des suites fatales.

Quelquefois aussi la cause des ulcères qui affectent les gencives se trouve dans la racine des dents, ou dans le tartre, dans une salive viciée, ou dans quelqu'autre mal qui les attaque.

Le scorbut et les humeurs viciées en sont les causes internes, et dans ce cas on ne peut espérer une cure radicale de ces ulcères que lorsqu'on guérit les maladies qui les ont produits, et qui les feraient renaître lorsqu'on aurait obtenu quelque apparence de guérison par des palliatifs.

Ils sont plus ou moins profonds dans les gencives : lorsqu'ils ne sont pas profonds, des astringents, des antiscorbutiques peuvent être de quelque utilité; mais s'ils sont profonds, ils produisent toujours une enflure, une excroissance dans les gencives, et alors il faut nécessairement les enlever et suivre la méthode que nous avons indiquée lorsque nous avons parlé des tumeurs et des excroissances.

Les ulcères sont d'espèces différentes : ils varient beaucoup dans leur extérieur; mais comme ils procèdent toujours des causes que nous venons d'indiquer, il n'est pas nécessaire de les décrire tous. D'ailleurs la nature de ce petit ouvrage ne nous permet pas d'entrer dans d'aussi longs détails.

VII.

DES MALADIES AUXQUELLES LES ALVÉOLES SONT SUJETTES.

Les alvéoles sont aussi exposées à de graves affections : la carie est une de celles qui méritent le plus notre attention.

Cette maladie provient d'une stagnation d'humeurs dans les gencives ; ces humeurs entrent en putréfaction, et par leurs parties aigües et corrosives, pénètrent dans l'alvéole, la rongent et la dissolvent insensiblement. On doit observer cependant que les personnes d'une constitution saine et robuste ne sont pas aussi sujettes à perdre leurs alvéoles, et par conséquent les dents dont elles sont l'appui. Il n'y a pas d'autres moyens, pour prévenir ces maladies, que de prendre un soin particulier pour tenir les gencives propres, et de n'y pas laisser de particules corrosives qui puissent entrer dans l'alvéole.

VIII.

DE L'EXTRACTION DES DENTS.

L'extraction des dents amène souvent avec elle des causes et des accidents funestes. Il est peu de dentistes qui y réfléchissent. l'opération par elle-même paraît si simple que n'importe telle personne que ce soit peut la faire. Mais toute simple qu'elle paraît, elle est difficile et demande beaucoup de réflexions sur l'organisation des dents, des alvéoles, des muscles qui s'y attachent et pour une infinité d'autres cas. Je ne suis point inventeur d'instruments qu'il faut toujours manier avec prudence et sans mouvements brusques. Ce qui doit constituer le talent de l'opérateur n'est jamais la promptitude, mais la netteté avec laquelle il opère : il doit toujours enlever les dents sans fracturer les alvéoles et sans amener avec elle la moindre esquille ; car en brusquant cette opération, il est inévitable qu'il n'y ait point une portion d'alvéole enlevée, déchirement des gencives, ce qui amène la fluxion et rend les douleurs plus vives qu'elles ne l'étaient par la dent. Combien de dentistes ne suivant pas ces moyens rencontrent d'accidents fâcheux. Il en résulte parfois ce que l'on appelle vulgairement *dent barrée*, ce qui n'est dû le plus souvent qu'aux mouvements trop brusques de l'opérateur ; s'il emploie, au contraire, des mouvements lents et mesurés, il ne rencontrera jamais ces portions d'alvéoles qui, souvent, par leur volume, amènent à leur suite des caries d'alvéoles excessivement dangereuses.

Je crois ici devoir donner aux parents un conseil bien salutaire. Lorsqu'ils mènent leurs enfants chez le dentiste et que la frayeur s'empare d'eux, il ne faut pas les brusquer ; malgré l'importance de l'opération, il est mille moyens de les disposer à se laisser opérer par la douceur. Je fus témoin, à Rambouillet, en 1833, d'un malheur arrivé par cette cause à un enfant de dix ans, que le père amena chez un médecin de l'endroit pour lui faire retirer une dent. L'enfant s'effraya ; rien ne put le décider : on employa sur lui la force, les coups ; on fit demander du monde pour le tenir ; le malheureux enfant fut en peu de temps en proie à une fièvre ardente ; je crus devoir, sur ces terribles moyens faire une observation ; elle ne fut point écoutée, je me retirai. Le lendemain, l'enfant mourait d'une fièvre cérébrale. Je ne fus pas étonné à cette nouvelle. Que de fois ai-je aussi rencontré ces difficultés ; si je n'ai pu réussir le premier jour, le lendemain, l'enfant, que les parents avaient préparé de nouveau, me revenait plus décidé, et avec moins de difficulté se laissait opérer. Je suis loin de citer cet exemple comme général, mais je ne suis jamais d'avis d'employer une telle force, afin de n'inspirer jamais de crainte à l'enfant à l'aspect du dentiste.

IX.

SUR LE PLOMBAGE ET LE LIMAGE DES DENTS.

Du plombage.

Cette opération est généralement d'un grand secours pour la conservation d'une dent creusée par la carie, à laquelle on bouche exactement la cavité produite par cette carie. Cette opération ne réussit bien que lorsque la dent n'est pas très-douloureuse et qu'il ne s'écoule pas de sa cavité de la sérosité ; dans ce cas on peut la conserver par le plomb toute la vie. Le but de cette opération est de soustraire le tissu de la dent à l'impression de l'air, et d'éviter le séjour des substances alimentaires, et la mauvaise odeur produite par les aliments qui s'y renferment et hâtent la décomposition de la dent. Ce moyen est toujours d'un grand secours lorsqu'il est employé assez à temps pour prévenir le mal : on doit toujours se servir pour cet usage du platine laminé, de l'or ou de l'étain. Un autre métal s'emploie assez souvent, c'est l'alliage fusible, composé de plomb, étain, bismuth et mercure ; il fond à peu de degrés de chaleur, mais encore faut-il bien savoir l'employer.

Du limage.

Cette opération est aussi d'un grand effet ; mais souvent mal prescrite par tant d'individus qui l'emploient sans en connaître les résultats : elle ne doit être employée que pour conserver les dents qui se carient, afin d'éviter la contagion qui se propage bien vîte aux dents voisines. La carie bien enlevée avec la lime, on conserve les dents aussi longtemps que celles qui étaient saines. Il ne faut jamais l'employer sur le bord latéral des dents dans le but d'un simple arrangement : il est à craindre qu'en trop limant les dents il n'en résulte une inflammation de la pulpe ou des membranes alvéolaires, ce qui occasionnerait des caries.

X.

DES MALADIES CAUSÉES PAR LA DENTITION DES ENFANS, ET DES REMÈDES QU'ON PEUT Y APPORTER.

La première dentition, comme on le sait, est assez souvent accompagnée d'accidents graves : aussi le médecin ne manque-t-il pas de surveiller les enfants avec soin pendant qu'elle s'effectue. Elle excite des fièvres, des convulsions, des tranchées dans les intestins, des crudités dans l'estomac; enfin elle fait naître un grand degré d'irritabilité dans leur constitution mal affermie encore, et les expose à un grand nombre de maladies.

Les enfants souffrent dans le travail de la dentition, d'abord, dans la proportion de la délicatesse et de la sensibilité de leur constitution, ensuite suivant le nombre et la forme des dents qui poussent à la fois, enfin selon l'état de leurs gencives plus ou moins sujettes à l'inflammation. Les enfants qui sont d'une constitution délicate, qu'un mauvais lait a rendu mal sains, chez qui telles ou telles autres causes ont affaibli la force de la digestion, ou produit des acidités dans l'estomac et dans les intestins, sont ordinairement plus sujets aux convulsions lorsque la dentition se fait, que ceux d'une constitution ferme, dont le lait et la nourriture furent sains et qui ont moins à craindre les maladies convulsives.

De l'extrême difficulté que les dents ont à couper les gencives, il résulte souvent des maux très-graves, comme l'inflammation est toujours la suite de leur pression, elle cause fréquemment des gonflements, des enflures dans les glandes autour du cou qui quelquefois suppurent : elle cause quelquefois des ulcères dans les gencives et dans les parties voisines. Ces inflammations pourraient être diminuées en tenant la nourrice à une diète douce, en évitant les nourritures animales, les épices et tout ce qui tend à augmenter la circulation du sang dans les humeurs. Dans ce cas il faut lui donner des doses fréquentes de rhubarbe ; par là, l'enfant sera purgé doucement et de la manière la plus sûre. Si les gencives étaient trop enflées, il faut y faire quelques petites mouchetures avec une lancette, afin de les faire saigner en diverses parties, vider leurs vaisseaux trop gonflés et diminuer ou détruire leur tention et par là même leur inflammation. Si la fièvre est forte il faut appliquer les sangsues, ce qui soulagera le malade. On a beaucoup à craindre les convulsions : il faut tâcher de prévenir ces symptômes effrayants par tous les moyens qui tendent à renforcer et à raffermir leur constitution. Lorsque le dévoiement et les tranchées sont les maux dominants de l'enfant, il faut employer les moyens les plus propres à prévenir la tendance à l'acidité, qui le plus souvent succède dans la plupart des cas aux digestions incomplètes et troublées. Le meilleur remède est de donner de petites doses de poudres absorbantes, jointes avec quelques aromatiques, on peut y suppléer avec de la rhubarbe ou plutôt avec de simples astringents joints à quelques opiats.

Chez les enfants d'une complexion faible ou relachée, dont les gencives sont lâches et molles, il y a peu de tendance à l'inflammation ; dans ce cas, en appliquant de doux astringents, tels que la décoction de bourgeons de roses dans le vinaigre, sur les gencives du malade, on facilitera beaucoup l'éruption ; mais lorsque les symptômes sont inquiétants et que les dents tardent trop à se montrer, le seul moyen dont l'effet soit sûr est de faire une incision pour leur ouvrir un passage libre.

Chez quelques enfants très-forts et très-sains, plusieurs dents poussent à la fois, ce qui aggrave les douleurs. Ici il convient de recourir à l'incision, d'appliquer sur les gencives de doux émolients, d'éviter tout ce qui peut augmenter l'inflammation et irriter les gencives. On doit aussi donner la plus grande attention au moindre bouton, au moindre ulcère qui peuvent se former dans le voisinage de ces parties, de peur qu'il ne détruise le germe de la dent qui doit sortir. La diarrhée est un des symptômes ordinaires de la dentition : si elle n'offre rien d'extraordinaire ni dans sa durée ni dans sa force, elle doit être regardée comme d'un bon augure, il ne faut rien faire pour l'arrêter ; évitez seulement de donner aux enfants des aliments échauffants ; bornez-vous à les nourrir de gruaux, fécules, etc., etc.; jamais de bouillon de viande ; donnez-leur pour breuvage de l'eau miellée : le miel est pour les enfants le meilleur des aliments et le plus à leur goût. S'ils portent souvent la main aux gencives, ne vous en inquiétez pas, ne vous y opposez pas ; c'est la nature qui les dirige : ils excitent par ce moyen le dégorgement des glandes auxiliaires, ils provoquent la salivation nécessaire. Ne leur donnez jamais pour hochet un corps dur, car c'est souvent ce qui leur fait jeter des cris par la force dont ils le serrent, et leurs petites gencives, trop faibles pour la pression de ces corps, leur occasionnent cette douleur. Donnez-leur de préférence des bâtons de guimauve préparés, ce qu'ils aiment beaucoup, par le petit goût sucré qui s'en suit. Je ne puis m'étendre davantage sur ce chapitre; mais il résulte exactement que, de cette manière, les mères restent les dentistes de leurs enfants jusqu'à la sortie des dents de la seconde dentition.

XI.

DES DENTS ARTIFICIELLES.

S'il devient quelquefois inévitable de perdre des dents, si cette perte offre à la vue un aspect déplaisant, l'art vient encore au secours de la nature. Il y supplée par des dents artificielles, qui remplacent si bien les naturelles qu'elles peuvent servir aux mêmes usages. Mais pour cet effet il ne faut pas attendre la perte totale de ses dents; il faut autant que possible la prévenir par des moyens bien ordonnés. On ne saurait trop le recommander, sans quoi il ne reste plus de moyens pour réparer ces pertes.

Si la carie, une chute, un coup, etc., etc., vous ont privé d'une dent incisive et qu'on néglige son remplacement, celle qui se trouvera dans la partie opposée de l'autre mâchoire qui s'ajustait à la dent perdue, s'alonge, se déracine et périt quelquefois au bout de peu de temps. Un dernier avis que je crois devoir donner, c'est de ne jamais faire extraire les six dents antérieures ; car la conservation de leurs racines est néces-saire, soit pour soutenir l'alvéole qui, généralement s'affaisse beaucoup lorsque ces dents sont enlevées, soit pour les remplacer par des dents à pivots. Il n'est qu'un seul cas où l'extraction est nécessaire, c'est lors-que les membranes alvéolaires sont malades. Tels sont les soins, les avis que j'ai cru nécessaire d'offrir au public. Je ne m'étendrai pas davantage ce chapitre : l'essentiel de ce petit ouvrage était d'indiquer à mon lec-teur les soins qu'il convient d'apporter aux dents, afin de les conserver longtemps et de prévenir le mal qui pourrait y survenir.

Je ne saurais trop recommander, pour la pose des dents artificielles, le système employé par les meilleurs opérateurs de l'Angleterre. Ils évitent avec soin les ligatures, les crochets etc., toutes choses qui n'ont d'autre résultat que de détruire, avec des douleurs souvent intolérables, les dents naturelles sur lesquelles sont fixées les pièces artificielles. Les dentistes anglais dont j'ai suivi les leçons avec assiduité ont poussé à cet égard leurs recherches si loin, que l'œil le plus exercé ne saurait recon-naître ce qui appartient à l'art ou à la nature.

J'ai destiné ce petit ouvrage aux mères de familles, et je l'ai mis à la portée de tout le monde pour qu'il soit bien compris. En le suivant avec exactitude, les mères peuvent donner elles-mêmes à leurs enfants tous les soins que nécessitent les petites affections auxquelles ils sont sujets. Je ne saurais trop en recommander plusieurs fois la lecture afin qu'elles apprennent combien il est utile de ne point négliger cette par-tie essentielle.

Je dois m'arrêter ici. Il faut connaître ses forces et ne point dépasser les limites qui nous sont prescrites par nos connaissances. Cet ouvrage n'est pas étendu, mais il n'y a que des choses dont l'expérience m'a prouvé la vérité et la nécessité. Toutes ces observations sont le fruit de mûres réflexions sur tout ce qui a rapport à mon art. Convaincu qu'une opération légèrement faite peut influer d'une manière désastreuse sur l'économie générale de la santé ; après avoir suivi avec zèle les cours de l'école de médecine et des hopitaux de Paris, j'ai lu, j'ai comparé, j'ai compulsé les meilleurs ouvrages sur la matière, et les réflexions qui précèdent sont le fruit de mes études confirmées par une expérience de plusieurs années. Le choléra qui, en 1832, exerça ses ravages à Paris, put seul m'imposer l'obligation de cesser mes études théoriques. A cette lugubre époque, tout homme doué de quelques connaissances se devait au soulagement de ses semblables : il ne me fut pas possible de balancer, et si je renonçai dès lors à des études conformes au goût de toute ma vie, j'en fus largement récompensé par les honorables témoignages que j'obtins des hommes les plus éminents ; je demande à mes lecteurs la permission de les rapporter ici.

Enoncés de Services et Certificats.

I.

Paris, le 21 décembre 1832.

HÔPITAL DE LA CHARITÉ,

Je soussigné, médecin de la Charité, etc., etc., certifie que M. Gaudelet, a fait dans mes salles le service d'élève externe avec zèle et exactitude, et qu'il me paraît en état de remplir convenablement ces fonctions.

En foi de quoi, et comme témoignage, je délivre le présent certificat.

Signé LERMINIER, *Médecin en chef.*

II.

Paris, le 1er juillet 1833.

HÔPITAL DE LA CHARITÉ.

Je soussigné, chirurgien en chef de la Charité, etc., etc., etc., certifie que M. Gaudelet, a fait dans mes salles le service d'élève externe avec zèle et exactitude. Je l'engage à ne point négliger ces études.

En foi de quoi, et comme témoignage, je lui délivre le présent cerficat pour lui servir au besoin.

Signé ROUX, *Chirurgien en chef.*

III.

Paris, le 14 juin 1832.

COMMISSION CENTRALE DE SALUBRITÉ.

La Commission Centrale de salubrité certifie que M. Gaudelet, né à Londres, a fait le service médical, pendant l'invasion du choléra-morbus, dans les bureaux de secours au quartier des Invalides.

Enonciation et nature des services.

M. Gaudelet a rendu d'utiles services aux cholériques du Gros-Caillou, par son zèle et par ses connaissances en médecine

En foi de quoi, et comme témoignage, la Commission Centrale lui a décerné le présent certificat.

Signé : *le vice-président*, DEBELLEYME.

Le conseiller d'état, préfet de police, GISQUET.
Pour le maire du 10e arrondissement, BRIANT, *adjoint.*
Le délégué de la commission, A. LEGRAND.

IV.

10ᵉ Mairie. — Choléra-morbus.

Paris, le 28 mai 1832.

BUREAU DE SECOURS DU GROS-CAILLOU.

Je soussigné, président du bureau de secours et poste médical établi rue de l'Université, n° 1, déclare que M. Gaudelet, né à Londres, a donné des soins aux malades du quartier.

M. Gaudelet s'est fait remarquer par son zèle et son dévouement. En foi de quoi je lui ai délivré le présent certificat.

Le président, RENOU.

L'agent comptable, S. BIZIAU

V.

Paris, le 2 août 1832.

Nous soussignés déclarons que M. Gaudelet a fait, durant l'invasion du choléra, un service médical et tout à fait volontaire. Ce jeune homme s'est fait remarquer par son zèle et son dévouement au soulagement des malheureux cholériques du Gros-Caillou.

En foi de quoi, et comme témoignage, nous lui avons délivré le présent certificat.

Le président,

LA ROCHEFOUCAULT-LIANCOURT.

Le vice-président, DE VAUBICOURT.

VI.

Ville de Paris, à la mairie, le 6 juillet 1832.

MAIRIE DU 10ᵉ ARRONDISSEMENT.

Nous, maire du 10ᵉ arrondissement de Paris, certifions que M. Gaudelet, se trouvant à Paris dans notre arrondissement lorsque le choléra s'y est déclaré et y a exercé de si cruels ravages, est venu spontanément nous offrir ses services, qu'il a donné jour et nuit des preuves du plus généreux dévouement au poste médical du Gros-Caillou, et que tels ont été les soins qu'il a donnés à nos malades, que nous nous sommes fait un devoir de le porter sur notre liste de présentation de candidats à la médaille qui doit être décernée à l'occasion du choléra.

En foi de quoi et comme témoignage de notre reconnaissance nous avons délivré à M. Gaudelet le présent certificat.

Baron DESGENETTES,
Maire et Professeur à l'École de Médecine.

VII.

Préfecture du département de la Seine.

Monsieur,

Sa Majesté, sur la présentation de la commission dont j'ai l'honneur d'être le président, vous a, par ordonnance royale du 6 février 1833, désigné pour recevoir la médaille décernée par la ville de Paris à l'occasion du choléra.

Je me félicite, Monsieur, d'avoir à vous annoncer cette marque de gratitude de la ville de Paris pour le dévouement et l'humanité dont vous avez fait preuve pendant la durée de l'épidémie.

Recevez, Monsieur, etc., etc.

Signé : *le président de la commission,*
Le Pair de France, Préfet de la Seine,
Le Comte de BONDY.

NOTA.

M. J. GAUDELET engage les parents à lui amener leurs enfants, dont les dents de sept ans paraîtraient vouloir se placer mal ; il se fera un vrai plaisir de donner à ces enfants des soins qui doivent influer sur la conservation de leurs dents.

Fin.

Table des Chapitres.

www.ingramcontent.com/pod-product-compliance
Lightning Source LLC
Chambersburg PA
CBHW060523210326
41520CB00015B/4285